AF246236

RECHERCHES

SUR

L'ÉTIOLOGIE DES TUBERCULES,

Mémoire lu à la Société de Médecine de Paris

PAR M. BRIQUET,

Médecin de l'hôpital Cochin, professeur agrégé à l'Ecole-de-Médecine, membre de la Société de Médecine de Paris.

La phthisie pulmonaire se guérit plus fréquemment qu'on ne le pensait du temps de Bayle; les travaux de l'illustre Laënnec et les recherches de M. Rogée sont là pour prouver cette assertion.

Mais ces guérisons, qui dépendent plus des ressources de la nature que des efforts de l'art, sont des faits tellement rares, et le nombre des cas dans lesquels la terminaison de la maladie se fait d'une manière fâcheuse est tellement grand, qu'il est naturel de chercher dans les notions que l'hygiène peut fournir au médecin, une compensation à la stérilité des moyens que la thérapeutique met à son usage.

En d'autres termes, si l'on ne peut arriver à guérir la phthisie pulmonaire, il faut au moins faire tous ses efforts pour se mettre en mesure de la prévenir.

Mais comment établir la prophylactique, si ce n'est par la connaissance des influences sous lesquelles se développe la maladie?

Jusqu'à ces derniers temps on s'était borné, sous ce rapport, à émettre des assertions basées sur des souvenirs, ou sur l'impression plus ou moins vive qu'avait produite tel ou tel ordre de faits, et l'on fondait ses croyances sur le nombre et sur l'autorité des noms. Morton, Baumes, Brieede, qui se sont tant occupés de l'étiologie de la phthisie, n'ont pas procédé d'une autre manière. Actuellement il n'en peut plus être ainsi; pour avoir une valeur réelle, les opinions doivent être appuyées sur des faits bien positifs et bien déterminés. La statistique seule peut fournir des matériaux de cet ordre.

Déjà M. Benoiston de Châteauneuf, *Annales d'hygiène*, t. 6, et M. Lombard de Genève, *ibid.*, t. 11, ont enrichi la science de données certaines sur cette matière, et fourni de véritables richesses que la fluctuation des opinions ne peut plus faire perdre.

Marchant sur leurs traces, j'ai cherché à voir si, avec les moyens bornés dont je puis disposer, je n'ajouterais pas aux travaux de ces laborieux devanciers.

J'ai réuni 109 sujets atteints de phthisie pulmonaire avancée et bien constatée par les signes physiques que donne l'auscultation, et par les signes généraux qui sont propres à cette maladie.

Il s'agissait de déterminer pour quelle part l'individu qui va être pris de phthisie entre dans la production de l'altération organique près d'éclore, et pour quelle part y entre également le concours des influences extérieures qu'on est dans l'usage de désigner sous le nom de causes occasionnelles; j'ai donc cherché, en premier lieu, à bien fixer l'état en quelque sorte statique du sujet au moment où il va être en proie à la maladie; j'ai dû en conséquence noter sucessivement: 1° la santé des parens de mes malades; 2° leur apparence physique considérée sous le rapport de la constitution, de la couleur de la peau et de celle des cheveux, de l'état des dents et du système osseux, de la conformation du thorax et de celle des extrémités des doigts; 3° le lieu où se sont passées les premières années des malades et le mode d'éducation; 4° la profession; 5° la facilité plus ou moins grande à ressentir le froid et à contracter des rhumes; 6° la position plus ou moins aisée et les changemens qui avaient pu avoir lieu dans le régime quelque temps avant la maladie; 7° les maladies antérieures; 8° enfin l'âge du sujet au moment où se sont développés les premiers phénomènes de la maladie. Passant de là à l'étude des influences extérieures, dites causes occasionnelles, j'ai recherché l'époque de l'année où avaient apparu les accidens, et la cause appréciable après l'action de laquelle ces accidens avaient semblé prendre naissance. J'espère n'avoir, en procédant ainsi, négligé aucun des élémens du problème que j'avais à résoudre.

Il faut, avant d'entrer en matière, prévenir une objection. Une partie des notions sur lesquelles est basé ce travail repose sur des récits faits par les malades eux-mêmes; ces récits peuvent contenir des inexactitudes, et, par là, les déductions peuvent être entachées d'erreurs. A cela je réponds que, quand on a l'habitude d'interroger les malades, on finit toujours par trouver la série des accidens qu'ils ont éprouvés, et leur enchaînement. Quant aux exagérations ou à l'atténuation des choses, il s'établit, lorsqu'on opère sur un grand nombre d'individus, une espèce de compensation; si certains malades exagèrent l'importance des événemens, d'autres la diminuent dans une proportion telle qu'une erreur compense l'autre.

PREMIÈRE PARTIE.

Sexe des malades. — Il semble très facile de déterminer la part qu'ont les sexes dans la tendance des sujets à contracter la phthisie ; on croirait qu'il ne s'agit que de compter. Mais certaines dispositions locales font que les phthisiques d'un hôpital fuient certaines salles, qu'ils en affectionnent d'autres ; que, de son côté, le médecin est obligé de restreindre ses admissions dans certains cas, de les étendre dans d'autres, et que par conséquent le nombre des phthisiques admis pendant l'année dans une salle ne représente pas proportionnellement le nombre de phtisiques admis dans tout l'hôpital. Je ne me suis donc point arrêté au nombre de phthisiques dont j'avais pris l'observation ; j'ai recueilli le nombre des phthisiques morts à l'hôpital Cochin depuis le 1er janvier 1838 jusqu'au 1er janvier 1841, et je l'ai comparé au nombre total des sujets morts de toute autre maladie. Il est résulté de cette recherche qu'il y a eu durant ce laps de temps 91 hommes morts phthisiques et 91 femmes, tandis que pendant la même période il ne s'est trouvé que 204 hommes adultes, morts de maladies tout autres que la phthisie, et 223 femmes adultes. Cela donne 1/10e de plus dans la mortalité de la phthisie chez les hommes. Or, comme la mortalité dans la phthisie est, par une raison que tout le monde comprend, exactement proportionnelle au nombre de malades atteints de cette affection, il en résulte qu'en trois ans à l'hôpital Cochin, à nombre égal de malades, il y a eu chez les hommes 1/10ᵉ de phthisiques de plus que chez les femmes. Comme ce résultat diffère de celui de M. Lombard, de Genève, dans lequel les femmes sont pour 3/5 et les hommes pour 2/5 dans les phthisiques des hôpitaux de Paris, et de celui de M. Louis, où le nombre des femmes phthisiques surpasse celui des hommes, je me borne à l'énoncer.

Santé des parens. — L'influence de la santé des parens sur la prédisposition à la phthisie est une preuve de la vacillation des opinions qui ne sont basées que sur de simples assertions. Tous les auteurs depuis Hippocrate, et dans ces derniers temps Morton, Sydenham, Quarin, Reid, Baumes, Portal, etc., affirment que la phthisie se transmet des parens aux enfans. Tous disent qu'ils ont vu des parens phthisiques donner naissance à des enfans qui sont devenus phthisiques. Mais là n'est pas la question : il s'agit de savoir si les enfans qui naissent de parens phthisiques sont plus exposés à devenir phthisiques que ceux qui sont issus de parens morts de toute autre maladie, et pour cela il faut compter. Aussi, dès qu'on a voulu des faits et non des opinions, alors on a commencé à hésiter. Ainsi Bayle, si disposé à voir quelque chose d'inévitable et de fatal dans la production des tubercules, est muet sur ce point; Laënnec n'est pas plus explicite; probablement ils doutaient déjà, l'un et l'autre; enfin M. Louis va plus loin, car il paraît disposé à rejeter l'hérédité. Il dit ne l'avoir reconnue que sur le dixième des phthisiques, et il se demande

si l'on ne trouverait pas un pareil nombre de ces malades dont les parens seraient morts de chacune des
maladies organiques principales. Mais comme il avoue
ne s'être que très subsidiairement occupé de ce point,
la question restait donc à résoudre. J'ai pris des notes
précises sur 98 phthisiques, et j'ai trouvé que sur 67
hommes, 37 étaient nés de parens bien portans ou
morts de maladies autres que la phthisie; 1 n'avait
pas connu ses parens, 24 les avaient perdus de phthisie pulmonaire non douteuse; 2 les avaient eus affectés de scrofules et de rachitisme à un très haut
degré, et 3 les avaient perdus de maladies dont la
nature tuberbuculeuse, quoique très probable, n'é-
tait pas certaine. — Sur 31 femmes, 14 étaient nées
de parens non tuberculeux; 2 étaient des enfans
trouvés; 12 avaient perdu des parens de phthisie
non équivoque, et 3 les avaient perdus d'une maladie à nature tuberculeuse très probable.

On voit au premier abord un résultat frappant:
parens non tuberculeux, 53; parens tuberculeux, 36;
parens à santé très douteuse, 6; parens scrofuleux
ou rachitiques, 2.

Maintenant comment s'est répartie cette communauté de maladies, le voici :

Tubercules ayant frappé le père, la mère et la
sœur, une fois.

Tubercules ayant frappé seulement le père et la
mère, trois fois

Tubercules ayant atteint le père, douze fois seulement, et cinq fois en même temps que des frères ou
des sœurs.

Tubercules ayant atteint la mère seule, huit fois, et une fois en même temps qu'un frère.

Tubercules ayant frappé les frères ou les sœurs seulement, six fois.

L'hérédité paraît, d'après ce résultat, suivre la ligne paternelle.

Il était bon de savoir si cette communauté de phthisie éprouvait un croisement entre les deux sexes, comme cela paraît avoir lieu pour quelques autres affections héréditaires.

Sur dix-sept malades qui n'avaient perdu que l'un de leurs ascendans, il s'est trouvé que douze hommes avaient perdu leur père de tubercules, et que huit avaient perdu leur mère ; que sur neuf femmes, six avaient perdu leur père, et trois seulement leur mère, par le fait de la phthisie pulmonaire.

Ainsi, pour l'un et l'autre sexe, le maximum des pertes porte dans une assez grande proportion sur les pères : dix-huit contre onze.

J'aurais desiré pouvoir faire connaître si les parens étaient déjà tuberculeux lors de la naissance de l'enfant destiné à devenir phthisique ; mais les renseignemens que j'ai obtenus à ce sujet manquant de la précision nécessaire pour entrer dans un travail de la nature de celui-ci, j'ai mieux aimé n'en tenir aucun compte, et me borner aux résultats que je viens de donner. J'espère, dans un autre travail, être à même de combler cette lacune.

Ainsi, mettant à part les six cas dans lesquels la nature tuberculeuse de la maladie fut douteuse, et les trois dans lesquels les enfans n'avaient pas connu leurs parens, il reste un total de 89 malades, parmi lesquels trente, c'est-à-dire un peu plus du tiers, avaient perdu leur père ou leur mère de phthisie. C'est là l'hérédité réduite à sa plus faible expression. Mais six malades, non compris dans les trente, avaient eu des phthisiques parmi leurs frères et sœurs, et deux avaient eu des parens rachitiques et scrofuleux ; ce qui réduit en définitive la proportion à celle-ci :

Malades dont les antécédens, sous le rapport de la santé, sont bons, 51 ; malades dont les antécédens sont fâcheux, en raison de leur nature tuberculeuse, 38.

Enfin il reste encore les six cas dans lesquels la nature tuberculeuse de la maladie des parens était probable : ce qui donne les chiffres 51 et 44. Il est même possible que l'hérédité s'étende plus loin ; ainsi je n'ai point parlé de la santé des ascendans à un degré plus éloigné, et cependant il est probable qu'il existe des relations entre elle et la constitution physique des enfans. Or il n'est pas douteux que, si des renseignemens avaient pu être obtenus sur ce point, ils n'eussent fait connaître l'existence de la phthisie chez plusieurs d'entre eux, et n'eussent encore reculé les limites de l'hérédité.

Mais, en se bornant aux données positives que fournit ce travail, il se trouve que sur près de cent phthisiques, un peu moins de moitié avaient eu des tuberculeux probables ou certains dans leur famille, et le tiers avaient perdu de phthisie non douteuse leur père ou leur mère.

Ces résultats font ressortir un fait bien capital, l'hérédité de la phthisie pulmonaire.

9

Il n'est point en effet de maladie qui laisse après elle un aussi grand nombre de tuberculeux, puisqu'elle fournit à elle seule trente phthisiques, pendant que toutes les autres réunies ensemble n'en ont donné que soixante.

On peut conclure de là, 1° que les sujets nés de parens sains ne deviennent pas facilement phthisiques; fait très utile pour l'établissement du diagnostic et du pronostic dans les cas de toux prolongées et suspectes; tandis qu'au contraire les enfans nés de parens phtisiques ont de grandes chances de devenir phthisiques eux-mêmes, et par conséquent doivent prendre de plus grandes précautions que les autres pour éviter la formation des tubercules; 2° que la transmission se fait plus facilement du père aux enfans que de la mère elle-même, et que par conséquent dans les recherches que font les familles à l'occasion des mariages, les enquêtes doivent porter plus sur la santé du père que sur celle de la mère.

Education. — Il est presque passé en axiome que la phthisie est l'apanage des habitans des villes, tandis que ceux des campagnes y sont peu exposés.

J'ai dirigé mes recherches sur ce point; et quoique les résultats que j'ai obtenus n'aient qu'une valeur indéterminée, puisqu'il faudrait connaître le rapport du nombre des habitans des villes qui fréquentent les hôpitaux à celui des habitans des campagnes qui sont admis dans ces établissemens, néanmoins ils prouvent que l'innocuité dont jouissent les campagnes n'est pas aussi grande qu'on le pense.

Sur 88 malades 47 étaient nés et avaient été élevés

dans les villes; parmi eux 24 étaient de Paris, 41 étaient de la campagne. Comme on pourrait penser que ces derniers avaient contracté la phthisie par suite de leur séjour plus ou moins prolongé dans les villes, j'ai consulté leurs antécédens, et j'ai trouvé que quinze d'entre eux avaient eu des parens morts de phthisie d'une manière très certaine, et que trois les avaient très probablement perdus de cette même maladie. Ainsi presque moitié des phthisiques observés dans les hôpitaux viennent de la campagne, et presque la moitié des malades chez lesquels la phthisie était héréditaire venait également de la campagne.

J'ai cherché à réunir des notions sur le degré d'aisance et sur l'étendue des soins qui avaient entouré l'enfance des malades; mais je n'ai pu recueillir que des confidences fort incomplètes et réellement peu véridiques. La plupart d'entre eux mettent de l'amour-propre à paraître avoir été convenablement élevés.

Il en est de même pour tout ce qui a rapport aux localités. Les récits étaient trop vagues pour qu'ils eussent la moindre valeur. La majorité des individus qui fréquentent les hôpitaux de Paris venant ou des environs, ou de quelques départemens, tels que le Cantal, le Puy-de-Dôme, le département de Saône-et-Loire, etc., qui sont en possession de fournir des ouvriers à la capitale, on ne peut rien statuer sur l'influence des climats.

Constitution des malades.—Ce chapitre étant l'un des points les plus importans, j'ai dû m'en occuper soigneusement. Sous le rapport de l'aspect général, vingt-quatre malades étaient de grande taille et avaient eu assez de corps, neuf étaient grands et avaient été minces ; quinze étaient petits, grêles et chétifs ; les autres étaient de taille moyenne.

Il résulterait de là qu'une taille élevée se rencontre deux fois plus souvent chez les phthisiques qu'une taille petite.

Trente-trois malades avaient été forts, vingt-un avaient été faibles ; les autres n'avaient rien de remarquable dans leur vigueur, soit en plus, soit en moins.

Sur soixante-cinq hommes, vingt-neuf avaient la peau brune et les cheveux de couleur foncée ; trente-six avaient la peau blanche, avec des cheveux roux chez quatre, très blonds chez quatre, châtains très foncés chez huit, et châtains chez vingt.

Sur trente-sept femmes, huit avaient la peau brune et les cheveux de couleur foncée ; vingt-neuf avaient la peau blanche, avec les cheveux roux chez deux, châtains foncés chez trois, et châtains chez les autres.

Le nombre des phthisiques chez lesquels la peau est blanche se trouve être le double de celui des phthisiques à peau brune.

L'aspect et l'arrangement des dents étant assez en rapport avec le système osseux, et celui-ci étant en rapport direct avec la force de la constitution, l'état des dents a été étudié chez soixante-six malades, et j'ai trouvé que chez quarante-trois les dents étaient bonnes, bien rangées ; que chez huit elles étaient passables, et que chez quinze seulement elles étaient mal disposées et irrégulièrement développées.

Les enduits qui couvrent ordinairement les dents chez les gens du peuple n'ont pas permis de s'occuper de la coloration de ces ostéides. Il résulte de là que l'état des dents n'a rien présenté qui fût particulier ni à la phthisie, ni à la prédisposition à cette maladie.

Il n'en est pas de même de la conformation des extrémités des doigts; car sur soixante-dix malades chez lesquels la forme de cette partie fut mentionnée, il ne s'en trouva que sept, trois hommes et quatre femmes, qui eussent conservé la forme régulière de ces parties; chez les soixante-trois autres, les extrémités des doigts étaient aplaties et allongées en palettes, ou disposées en massue, ou offraient des ongles affectés d'une courbure à convexité très prononcée de la base de l'ongle vers son bord libre; chez plusieurs, la courbure était disposée de manière à représenter une espèce de bouclier rond et convexe dans lequel le sommet de la convexité se trouverait au milieu de l'ongle.

On trouve très fréquemment les doigts déformés chez les gens du peuple; mais dans aucun autre cas que la phthisie on ne trouve cette déformation dans la proportion de soixante-trois sur soixante-dix; aussi je regarde la forme des doigts comme un signe précieux de disposition aux tubercules.

Il m'a été impossible de savoir chez combien de malades les doigts s'étaient déformés dans le cours de la maladie; mais ce qui est patent, c'est que cette déformation ne s'est aussi produite d'une manière frappante que chez un très petit nombre de malades.

Les ouvrages qui traitent de la phthisie indiquent tous la mauvaise conformation du thorax comme un des attributs de la prédisposition aux tubercules. Mais les recherches de M. Woillez ayant démontré que les déformations de la poitrine étaient fort communes, et qu'il y en avait dont la nature était pour ainsi dire physiologique, tandis que d'autres dépendaient d'altérations étrangères au poumon lui-même, comme le sont celles qui résultent des épanchemens pleurétiques, celles qui se reproduisent pendant les maladies du cœur, etc., la question devait être reprise avec avantage. La forme du thorax a été déterminée sur quatre-vingt-cinq malades, et j'ai trouvé que sur cinquante-quatre hommes, vingt cinq fois le thorax était bien conformé, ou ne présentait que les saillies que M. Woillez regarde avec raison comme physiologiques; et que sur trente-une femmes, douze fois la conformation était bonne.

Chez quarante-huit malades seulement la conformation était très notablement altérée, et ces altérations étaient les suivantes :

Thorax aplati latéralement sur 6 hom. et sur 1 fem.

    aplati d'avant en arrière sur 1 hom. et sur 1 fem.

    généralement étroit sur 3 hom. et sur 3 fem.

    très allongé et étroit sur 1 hom.

    déprimé sous la clavi-

        cule droite sur 2 hom. et sur 1 fem.

    déprimé en avant au bas

        et à droite sur 3 hom. et sur 3 fem.

    déprimé en avant et à

        gauche sur 2 hom.

Sternum déprimé à sa partie

        supérieure sur 3 hom. et sur 1 fem.

    déprimé dans le milieu

        de sa hauteur sur 1 hom.

déprimé à l'appendice
xiphoïde   sur 3 hom. et sur 2 fem.

Thorax saillant en haut   sur 1 hom.

Sternum saillant en haut   sur 1 hom. et sur 1 fem.

saillant à son milieu   sur 2 hom. et sur 4 fem.

convexe de haut en bas   sur 2 fem.

Plusieurs de ces altérations pouvant être le résultat de l'excavation du poumon, il est très convenable de les défalquer, et alors, sur un total de quatre-vingt-cinq malades, il reste quarante cas d'altérations très notables de la forme du thorax paraissant liés seulement à l'état général de la constitution : ce qui donne à peu près un cas de déformation sur deux malades.

On voit d'après cela que la poitrine se dévie fréquemment de sa forme normale chez les tuberculeux; il est par conséquent rationnel de supposer que cette altération est liée à la disposition aux tubercules.

En faisant remarquer que ces déformations ne rentrent pas dans la catégorie de celles que M. Woillez appelle physiologiques, lesquelles consistent en une saillie au niveau de la région précordiale, et en une autre saillie située en arrière et à droite, on augmentera leur valeur comme signe de disposition à la phthisie. Du reste, pour que cette valeur fût positivement déterminée, il faudrait avoir des relevés sur la forme du thorax chez un certain nombre de sujets sains, travail qui n'a pas été fait; car M. Woillez lui-même a opéré sur des malades parmi lesquels se trouvaient des phthisiques.

M. Hirtz, de Strasbourg, a insisté sur la diminution notable que la circonférence supérieure du thorax éprouve chez les phthisiques, et qui arrive à la rendre moins grande que la circonférence inférieure.

Je ne sais comment M. Hirtz a pris ses mesures; je ne sais pas non plus si les poitrines allemandes se déforment plus facilement que les autres; mais j'ai mesuré avec soin ces deux circonférences sur un grand nombre de phthisiques, et, excepté deux cas, quel que soit le degré de maigreur des malades, j'ai toujours trouvé la circonférence supérieure de la poitrine, mesurée au niveau des aisselles, égale ou supérieure d'un et deux pouces à la circonférence inférieure, mesurée au niveau de l'appendice xiphoïde; ce rapport est si constant, que depuis long-temps je ne prends plus cette mesure que chez les sujets dont la poitrine me semble être rétrécie supérieurement, et toujours je trouve les rapports que je viens d'indiquer.

Il résulte de ces considérations que les sujets de grande taille, que les hommes dont la peau est blanche, que les personnes dont les doigts sont pourvus d'ongles convexes de haut en bas, et enfin que ceux dont la poitrine est mal conformée, sont plus disposés à la phthisie que les sujets qui présentent les conditions opposées; qu'ils doivent par conséquent se mettre plus en garde qu'eux contre les influences extérieures. D'un autre côté, quand, dans un cas de bronchite chronique, le médecin rencontre l'une des dispositions qui viennent d'être indiquées, il doit redoubler de soins pour arrêter la phlegmasie de la muqueuse bronchique, afin de prévenir une terminaison fâcheuse.

Professions. — Le nombre des sujets sur lesquels

j'ai opéré n'étant pas assez grand pour prendre chaque profession à part, j'ai dû grouper chacune de ces professions, en suivant un ordre qui peut se rapporter aux divisions établies par M. Lombard, de Genève, et que voici :

1° Professions sédentaires qui s'exercent dans un air non renouvelé, et qui indiquent peu d'aisance : cordonniers, tailleurs, couturières, lingères, etc.   40

2° Professions qui ne forcent point à l'immobilité, s'exercent dans des ateliers mal clos, indiquent peu d'aisance et exposent à des refroidissemens : menuisiers, ébénistes, tailleurs de limes, etc.   15

3° Professions qui s'exercent dans un air chaud et qui exposent à de fréquens refroidissemens : fondeurs, forgerons, cuisiniers, boulangers, etc.   9

4° Professions qui s'exercent en plein air : maçons, hommes de peine, commissionnaires, etc.   30

Les autres malades n'avaient pas de profession.

On peut conclure de ce tableau que, conformément à ce qu'ont dit MM. Lombard et Villermé, les professions dans lesquelles il y a défaut d'aisance, défaut de mouvement et défaut d'air pur, sont celles qui fournissent le plus de phthisiques. Quant aux autres, il est impossible de rien déterminer.

Je ferai ici une réflexion qui corroborera la réserve que je m'impose. Le choix d'une profession dépend souvent de la force et de la constitution des sujets ; ainsi tous les hommes faibles prennent des professions sédentaires, tandis que celles qui nécessitent de la force, comme celles de maçons, de charpentiers, de commissionnaires, ne sont en général exercées que par des sujets robustes. Les premiers seront évidemment plus disposés à la phthisie que les seconds. Il ne serait pas exact d'attribuer à la profession ce qui dépend du sujet lui-même.

Etat antérieur des organes de la respiration. — En voyant une maladie naître d'une manière aussi sourde que le fait la phthisie, en la voyant envahir successivement toute l'étendue des poumons, on est naturellement disposé à penser que ces organes sont déjà préparés en quelque sorte au développement des tubercules, et à se demander s'ils n'avaient pas été déjà malades plusieurs fois avant d'être définitivement pris de turbercules.

J'ai interrogé soixante-deux hommes et trente-deux femmes phthisiques : trente-un d'entre eux ont assuré qu'ils s'enrhumaient difficilement; trente-six ont dit qu'ils ne s'enrhumaient pas plus que d'autres ; trente-trois ont déclaré qu'ils s'enrhumaient très facilement, et neuf toussaient depuis leur enfance.

Les malades nés de parens phthisiques ne s'enrhument pas plus facilement que les autres.

Ainsi un tiers des phthisiques s'enrhumait facilement, tandis qu'il ne s'est, sous ce rapport, rien présenté de particulier chez les deux autres tiers. Sur trente-sept malades, quinze ont déclaré qu'ils étaient fort sensibles au froid, et vingt-deux qu'ils n'en étaient pas péniblement affectés.

Les sujets dont les parens ont été tuberculeux n'étaient pas plus frileux que les autres.

Age. — J'ai cherché à déterminer l'âge auquel la toux et les premiers symptômes de la phthisie ont

2

commencé à paraître. Cette détermination est facile chez la plupart des malades. Ils savent presque tous bien précisément à quelle époque ils ont commencé à tousser. Le tableau suivant est le résultat de cette recherche.

De 15 à 20 ans,   6 hommes,   4 femmes,   10
De 20 à 25 ans,   14 hommes,   8 femmes,   22
De 25 à 30 ans,   16 hommes,   7 femmes,   23
De 30 à 35 ans,   15 hommes,   6 femmes,   21
De 35 à 40 ans,   10 hommes,   2 femmes,   12
De 40 à 50 ans,   9 hommes,   8 femmes,   17
De 50 à 60 ans,   3 hommes,   0 femmes,   3
De 60 à 70 ans,   2 hommes,   1 femme,   3

Bayle, qui avait cherché la mortalité selon les âges, avait obtenu les premiers chiffres plus faibles et les derniers plus forts que les miens, ce qui se comprend, puisqu'il ne comptait qu'au moment de la terminaison de la maladie, tandis que mes calculs portent au contraire sur le moment de son début.

Il résulte de là, 1° que les trois cinquièmes des phthisies se développent dans la période d'âge qui va de vingt à trente-cinq ans, et que c'est par conséquent durant cette période que les sujets qui craignent pour leur poitrine doivent prendre le plus de précautions ; 2° que la plus grande partie des deux autres cinquièmes se développe de trente-cinq à cinquante ans.

Les choses ne se passent pas exactement de la même manière chez les sujets nés de parens sains et chez ceux dont les parens ont été phthisiques. Ainsi, sur cinquante-six sujets dont les parens n'étaient pas morts de tubercules,

Il y en avait de 15 à 20 ans,   5

de 20 à 25   6

de 25 à 30   13

de 30 à 35   15

de 35 à 40   7

de 40 à 50   9

La moyenne étant $31,\frac{19}{56}$.

Sur trente-neuf sujets à parens tuberculeux,

Il y en avait de 15 à 20 ans,   8

de 20 à 25   8

de 25 à 30   10

de 30 à 55   6

de 35 à 40   1

de 40 à 50   6

La moyenne étant $27,\frac{8}{39}$.

Ainsi plus de la moitié des sujets dont les parens n'étaient pas tuberculeux ne sont devenus phthisiques qu'au-delà de trente ans. Au contraire, plus des deux tiers de ceux dont les parens avaient été tuberculeux étaient phthisiques avant trente ans.

Évidemment il faut conclure de ce rapprochement que l'origine de parens tuberculeux avance l'âge où se font les développemens des tubercules.

Le sexe n'a pas imprimé une semblable différence; ainsi la moyenne de l'âge où les premiers phénomènes de la phthisie, c'est-à-dire la toux continue et les divers accidens qui l'accompagnent, ont paru, fut, pour les hommes, trente ans deux tiers, et pour les femmes, trente ans cinq septièmes ; différence trop minime pour qu'on en doive tirer le moindre parti.

Les époques de l'apparition de la toux se sont échelonnées de quinze à soixante ans, à peu près de la même manière dans les deux sexes.

Il est, comme on le verra plus loin, un certain nombre de phthisiques chez lesquels la maladie se développe sans l'influence de causes extérieures appréciables; il était naturel de supposer que chez eux la tuberculisation se développerait de bonne heure ; c'est aussi ce que montrera la suite; cependant la différence n'est pas moins considérable, la moyenne de l'âge étant chez eux vingt-neuf ans cinq-sixièmes, au lieu de trente-un ans dix-neuf cinquante-sixièmes.

On aura peut-être remarqué une différence entre mes tableaux et ceux de Bayle; il avait un bon nombre de sujets âgés, tandis que j'en ai peu. Cela tient à ce qu'il a fait ses notes d'après des autopsies, tandis que j'ai fait les miennes sur des sujets vivans, et présentant d'une manière positive les signes certains de la phthisie. Or on sait que très souvent ces signes sont obscurs chez les vieillards, qui portent en eux des tubercules dont la marche lente, ou complétement arrêtée, ne donne plus les phénomènes de la phthisie.

Changemens qui ont eu lieu dans les influences hygiéniques auxquelles les malades ont été exposés un certain temps avant l'apparition des premiers accidens.

Il était rationnel de supposer qu'avant de présenter les premiers phénomènes de la phthisie pulmonaire, plusieurs malades avaient déjà subi dans leur organisation quelque changement qui les avait disposés à la tuberculisation.

J'ai donc interrogé soigneusement les phthisiques, et j'ai pu les partager en deux classes.

Dans la première, qui se compose de cinquante-neuf malades, une cause puissante avait agi pendant un temps dont le minimum avait été de quelques mois, avant le moment où la toux avait commencé.

Cette cause fut : 1° chez six malades, une phlegmasie d'abord aiguë, puis chronique, des organes de la respiration; pleurésie, pneumonie, grippe; dans ces cas, les accidens de la phthisie ont peu à peu succédé à ceux de la maladie primitive, qui avait été negligée ou mal soignée chez quatre malades.

2° Chez trois, des fièvres intermittentes prolongées, ou le traitement pendant un an, par l'emploi des antiphlogistiques, d'une affection du col de l'utérus.

3° Chez trois, des scrofules avec suppuration, survenues depuis quelques années.

4° Chez quatre malades, la grossesse, et chez deux, les couches.

5° Chez quinze, la misère, les chagrins et les privations inaccoutumées.

6° Chez six, l'habitation de chambres à coucher ou d'ateliers humides, froids et mal aérés.

7° Chez sept, des professions ou des habitudes qui les exposaient à ressentir habituellement le froid et l'humidité.

8° Chez huit, la migration d'un climat chaud, pour

venir habiter des contrées tempérées; ou le travail dans des ateliers extrêmement chauds et l'exposition fréquente à l'air frais du dehors.

9° Chez huit, des fatigues extrêmes et inaccoutumées.

10° Chez plusieurs les excès concoururent avec les causes précédentes; chez un seul ils furent la seule cause appréciable; mais ils étaient poussés loin.

La seconde classe se compose de quarante-cinq malades qui n'indiquèrent l'action d'aucune cause extérieure capable de modifier lentement leur organisation.

Parmi eux, 15 étaient nés de parens tuberculeux, 4 toussaient habituellement, et 3 étaient d'une faible constitution.

Les vingt-trois autres n'offraient rien de particulier dans leur organisation; plusieurs d'entre eux étaient même des sujets robustes.

Chez eux, l'intensité de la cause occasionnelle a-t-elle remplacé la prédisposition?

On verra plus loin que six furent soumis à un refroidissement très prononcé; que dix furent exposés à un refroidissement moins vif que les précédens, mais qui se répéta plusieurs fois; enfin que chez les sept autres, rien d'appréciable, absolument rien, n'était venu compenser l'absence de la prédisposition. Ces sujets sont devenus phthsiques sans causes prédisposantes et sans causes occasionnelles appréciables; et ce qu'il y a de plus remarquable, c'est que plusieurs furent pris de cette tuberculisation miliaire qui en très peu de temps envahit la totalité des deux poumons.

Cette absence de causes tient-elle à de mauvais renseignemens de la part des malades? Cela peut être, à la rigueur, pour quelques uns; mais pour les autres, cela n'existe certainement pas. Les renseignemens donnés par eux étaient très précis et très positifs.

Enfin, chez cinq malades, on a oublié de noter les causes.

On peut, je le pense, tirer les conclusions suivantes :

1º Les quatre cinquièmes des malades affectés de phthisie pulmonaire ont eu leur organisation modifiée par le fait de causes qu'on peut nommer prédisposantes.

Chez un de ces cinquièmes, la prédisposition fut uniquement congéniale, et dépendait de l'organisation primitive.

Chez les trois autres cinquièmes, la prédisposition a pu être acquise et résulter de l'influence prolongée des agens extérieurs, qu'on est convenu d'appeler les matériaux de l'hygiène.

Enfin, chez un dernier cinquième, il n'y avait de prédisposition d'aucune espèce; la constitution des sujets était belle, et la santé parfaite en apparence. Mais chez plus de moitié d'entre eux, l'intensité des causes occasionnelles compensa le défaut de prédisposition.

Chez un tiers, au contraire, rien ne vint remplacer cette absence.

2º La prédisposition congéniale fut le plus souvent

due à l'hérédité, et, dans quelques cas, à la faiblesse de la constitution.

La prédisposition acquise résulte d'un très petit nombre d'agens.

En première ligne vient le froid, joint à l'humidité, dont l'action a été évidente dans presque la moitié des cas. Si je fais observer que chez les malades qui ont attribué leur toux à des fatigues, il s'est agi de nuits passées au travail, de marches forcées, d'occupations corporelles auxquelles on s'est livré avec plus d'ardeur que de coutume, toutes causes d'alternatives répétées d'échauffement et de refroidissement, on sera très disposé à rapporter cet ordre d'agens à l'influence du froid.

En seconde ligne, se trouvent la misère, les chagrins et les privations inaccoutumées, dont l'influence paraît avoir été très grande.

En troisième ligne, sont les causes diverses d'affaiblissement, telles que la grossesse et l'accouchement, les maladies chroniques, les longs traitemens débilitans et les excès.

Enfin, viennent les phlegmasies aiguës des organes du thorax, passées à l'état chronique par les mauvais traitemens, le défaut de soins et les travaux trop tôt repris.

Ces conclusions montrent que le plus souvent, pour devenir tuberculeux, il faut une prédisposition, et qu'à moins d'être congéniale, cette prédisposition ne s'acquiert heureusement pas avec une extrême facilité.

Après avoir passé en revue tout ce qui a rapport

au malade, et établi, pour ainsi dire, son état statique, il faut passer à la seconde partie de ce travail, voir l'action des influences extérieures survenues au moment du début apparent de la maladie, et étudier ce qu'on appelle les causes occasionnelles.

DEUXIÈME PARTIE.

La première des influences occasionnelles est l'époque de l'année à laquelle a eu lieu le début de la maladie.

Sur quatre-vingt-dix-huit malades, la phthisie s'est annoncée,

en janvier,	chez	9
en février,	chez	12
en mars,	chez	7
en avril,	chez	4
en mai,	chez	8
en juin,	chez	5
en juillet,	chez	6
en août,	chez	7
en septembre,	chez	7
en octobre,	chez	4
en novembre,	chez	9
en décembre,	chez	6

Ce qui donne, en y réunissant quelques malades qui n'ont pu préciser exactement l'époque du début de leur maladie,

En décembre, janvier et février,	30 malades.
En mars, avril et mai,	24
En juin, juillet et août,	23
En septembre, octobre et novembre,	21

On voit que les saisons froides, et celles dans lesquelles il y a le plus de variations atmosphériques, sont celles où la phthisie s'est déclarée le plus souvent, tandis que le nombre des phthisiques va en décroissant dans les autres saisons.

Causes occasionnelles proprement dites. — On a attaché plus ou moins d'importance à l'influence des agens dont il me reste à parler, selon la théorie médicale pour laquelle on avait de la prédilection; ainsi, dans l'école physiologique, on a semblé regarder l'action instantanée de ces modificateurs comme suffisant à elle seule pour produire la maladie, tandis que dans l'école opposée, que l'on pourrait nommer fataliste, ces influences sont considérées presque comme étant de nul effet. De part et d'autre, on s'est décidé sur des impressions et sur des souvenirs, personne ne s'étant donné la peine de compter.

Voici le résultat de recherches consciencieusement faites sur cent neuf phthisiques :

Sur quarante-quatre malades, dont vingt-trois hommes et vingt-et-une femmes, la toux a apparu sans qu'on ait pu la rapporter à aucune cause extérieure appréciable, dont l'action aurait eu lieu dans le moment de cette apparition. Chez presque tous ces malades, l'apparition de la toux s'est faite lentement, d'une manière presque insensible; la toux s'est accrue graduellement; elle ne s'est accompagnée, dans les premiers temps, d'aucun nouveau trouble apparent dans la santé.

Mais, parmi ces quarante-quatre phthisiques, treize étaient nés de parens tuberculeux, cinq étaient des sujets très grêles, trois avaient presque toujours toussé depuis leur enfance, et vingt-cinq avaient été soumis à l'action énergique et prolongée de causes prédisposantes extérieures : en tout trente-sept.

Sept seulement étaient des sujets de bonne constitution, bien portans, et chez lesquels il n'y avait de prédisposition d'aucun genre. On voit combien est petit le nombre des sujets devenus phthisiques sans cause occasionnelle appréciable, chez lesquels il n'y avait pas de prédisposition.

Sur cinquante-quatre malades, la toux se développa peu après l'action d'une cause extérieure qu'ils ont très précisément indiquée.

Trente-cinq ont accusé, comme point de départ de la maladie, un refroidissement brusque et bien senti, et chez eux la cause de ce refroidissement était intense; ce fut la boisson d'eau froide le corps étant en sueur, la chute dans l'eau froide pendant l'hiver; un bain froid pris pendant que le corps était en transpiration; le décubitus sur un lit, le corps dépourvu de vêtemens au milieu de la chaleur qui accompagne l'ivresse, et exposé au vent d'une fenêtre ouverte; la station du corps couvert de sueur dans un courant d'air froid, etc. Toujours la toux s'est développée brusquement, soit immédiatement, soit quelques jours au plus après l'action de la cause; elle a débuté, comme le fait un fort rhume, avec un malaise général.

Dix-sept malades ont vu la toux arriver le plus souvent d'une manière graduelle et presque insensible, après plusieurs mois de durée de l'influence

qui leur avait fréquemment fait sentir l'impression
du froid ou de l'humidité, telle que l'habitation ou
le travail dans un lieu humide ou froid, une profession ou des habitudes qui tenaient les pieds fréquemment dans l'humidité froide, la station habi-
tuelle dans un lieu constamment frappé par le vent,
le lever fréquent durant la nuit, la peau couverte de
sueur.

Ces malades s'étaient enrhumés plusieurs fois
avant d'être définitivement attaqués de phthisie
pulmonaire; les rhumes, renouvelés plusieurs fois
sous l'influence du renouvellement de la cause,
avaient fini par amener le développement des tubercules.

Deux malades ont accusé, comme cause directe,
l'inspiration de vapeurs irritantes.

Enfin, chez onze malades, la cause n'a pas été
notée dans les observations, ou elle a été donnée
d'une manière trop peu précise pour pouvoir en
tenir compte.

En résumé, 1° les quatre dixièmes des malades n'ont
pu indiquer de cause occasionnelle. La plupart, ainsi
qu'on l'a vu, étaient des sujets prédisposés; quelques uns ne l'étaient pas, et la cause de leur maladie est restée inaperçue. Le nombre en est fort
petit, car en défalquant deux ou trois malades chez
lesquels il a été possible de supposer que les renseignemens transmis par eux ont été infidèles, il res-
tera quatre ou cinq sur cent, c'est-à-dire un ving-
tième, de sujets devenus phthisiques sans cause appréciable. Cette fraction si petite doit rassurer, en

montrant qu'on ne devient guère phthisique, pour ainsi dire, spontanément.

2° Les cinq dixièmes ont indiqué une cause occasionnelle bien positive, et chez cinquante-deux cette cause fut le froid. On a vu que les quatre cinquièmes des malades avaient subi l'influence de la prédisposition, et maintenant on voit les cinq dixièmes devenus phthisiques après l'action d'une cause occasionnelle.

On est surpris de voir que, dans une maladie qui semble être si générale, et dans laquelle la prédisposition joue un si grand rôle, les causes occasionnelles aient une influence aussi marquée. On pourrait supposer que les malades ont rapporté leur affection morbide à une cause imaginaire; qu'ils se sont préoccupés, sans motifs suffisans, d'une circonstance qui aurait frappé leur imagination, sans avoir eu l'influence qu'ils lui avaient supposée. Mais qu'on se rappelle que, sur ces cinquante-quatre malades, quarante-deux ont vu leur toux apparaître brusquement, soit immédiatement, soit quelques jours après l'action de la cause présumée; que cette toux s'est accompagnée de tous les phénomènes qui constituent un rhume; alors on sera convaincu que leur affection était fondée, et l'on cessera de douter de la réalité de l'influence de ces causes.

Il sort de là deux faits qui doivent rassurer : le premier, c'est que, même chez les sujets prédisposés, la phthisie n'arrive le plus souvent qu'après l'influence énergique d'agens à l'abri desquels on peut se mettre avec du soin et de l'attention. Le second est que, pour beaucoup de phthisiques, il a fallu successivement l'influence de la prédisposition et celle d'une cause occasionnelle pour amener le développement des tubercules.

Enfin, en étudiant la nature de ces causes occasionnelles et des causes prédisposantes non congéniales, on voit que le froid y joue le plus grand rôle, et qu'on peut regarder cet agent presque comme la cause unique dont l'action ait pu être observée sur les malades qui font le sujet de ce travail. Ainsi se trouve expérimentalement confirmée une assertion que Broussais avait émise : il avait imprimé qu'il lui avait semblé qu'à l'armée on perdait plus de phthisiques durant les campagnes faites dans le nord, que dans celles qu'on faisait dans le midi.

La conclusion d'un fait si saillant est fort simple : la précaution la plus importante à prendre pour éviter l'invasion de la phthisie, est de se mettre à l'abri des causes de refroidissement ; par conséquent l'habitation des régions méridionales, et surtout celle des pays où la température est constante, est le meilleur préservatif qu'on puisse trouver contre la phthisie pulmonaire.

RÉSUMÉ.

1° A l'hôpital Cochin, pendant les trois dernières années qui viennent de s'écouler, il y a eu chez les hommes un dixième de phthisiques de plus que chez les femmes, résultat contraire à ceux de MM. Lombard et Louis.

2° La phthisie a été directement héréditaire au moins chez un tiers des malades.

3° L'hérédité a paru venir plus souvent du père que de la mère.

4° L'origine de parens nés à la campagne et l'éducation à la campagne ne préservent point de la phthisie.

5° Une taille élevée, un corps mince, une peau blanche, une poitrine mal conformée et la convexité de la base au sommet des ongles, ont été les seuls attributs extérieurs de la disposition à la phthisie. L'état des dents n'a rien présenté de caractéristique.

6° Très rarement les phthisiques ont la circonférence supérieure du thorax moins étendue que la circonférence inférieure : ce qui est diamétralement opposé aux assertions de M. Hirtz.

7° Les professions dans lesquelles il y a défaut d'aisance, de mouvement et d'air pur sont celles où il y a le plus de phthisiques, et *vice versâ*.

8° Un tiers des phthisiques s'enrhumait plus facilement que les autres hommes, et était plus qu'eux sensible au froid.

9° La phthisie s'est développée chez les trois cinquièmes des sujets de vingt à trente ans; mais chez les sujets nés de parens phthisiques, plus des deux tiers de ceux qui sont devenus phthisiques l'étaient avant trente ans; au contraire, chez les sujets dont les parens étaient sains, la phthisie ne s'est développée, sur la moitié, qu'après l'âge de trente ans.

Il n'y a pas eu de différence à cet égard entre les deux sexes.

10° Chez les quatre cinquièmes des malades il y a eu prédisposition à la phthisie; sur un de ces cinquièmes seulement elle était organique; sur les trois autres cinquièmes elle était acquise, et, chez quelques malades, elle était en même temps acquise et congéniale.

Chez un cinquième, il n'y avait aucune prédisposition.

11° Le froid est la cause la plus puissante de la prédisposition acquise; après lui viennent la misère, les privations et les chagrins.

12° La phthisie naît plus fréquemment dans les saisons froides, et dans celles où il y a le plus de variations atmosphériques.

13° Les quatre dixièmes des phthisiques n'avaient point subi l'influence d'une cause occasionnelle appréciable, mais le plus grand nombre d'entre eux étaient prédisposés.

Les cinq dixièmes avaient subi l'influence d'une cause très vivement ressentie, et, dans presque tous les cas, cette cause fut le froid humide.

PARIS. — LE NORMANT, imprimeur, rue de Seine, 8.